ANALYSE CHIMIQUE

DES

EAUX MINÉRALES DE MARTIGNÉ-BRIANT

(MAINE ET LOIRE),

Par M. GODFROI,

PROFESSEUR DE CHIMIE ET DE PHARMACIE A L'ÉCOLE PRÉPARATOIRE DE MÉDECINE D'ANGERS.

RAPPORT A M. LE PRÉFET DE MAINE ET LOIRE.

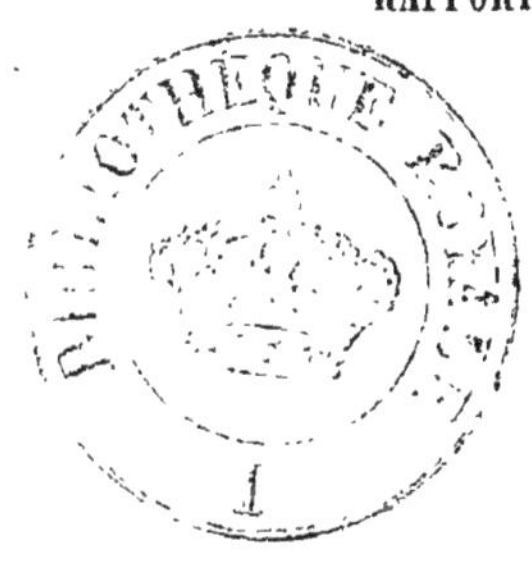

ANGERS,

IMPRIMERIE DE COSNIER ET LACHÈSE.

1847.

ANALYSE CHIMIQUE

DES

EAUX MINÉRALES DE MARTIGNÉ-BRIANT

(MAINE ET LOIRE),

Par M. GODFROI,

PROFESSEUR DE CHIMIE ET DE PHARMACIE A L'ÉCOLE PRÉPARATOIRE DE MÉDECINE D'ANGERS.

RAPPORT A M. LE PRÉFET DE MAINE ET LOIRE.

M. LE PRÉFET,

La connaissance de la composition intime des eaux, sous le rapport hygiénique, médical, agricole, industriel, est une des questions qui préoccupent le plus, aujourd'hui, les chimistes, les médecins, le gouvernement, les administrations.

L'attention de tous les savants vient d'être singulièrement éveillée sur ce sujet, par les admirables travaux chimiques, les observations et expériences, qui ont été présentés cet année-ci (1846) à l'Académie des sciences par le savant chimiste agronome, M. Boussingault.

L'analyse des eaux qu'il emploie sur sa propriété de Bechelbronn, lui a permis d'expliquer de la manière la plus ingénieuse, de rendre palpables et pondérables, des effets d'assimilation qui jusqu'ici avaient à peine été entrevus par la médecine, la physiologie, l'agriculture.

La médecine, qui depuis des siècles a trouvé un si puissant auxiliaire dans l'emploi des eaux minérales, a toujours demandé à la chimie, à chaque progrès qu'elle fesait, une étude particulière des principes qu'une eau contient, et la quantité de ces principes. Elle a compris que, sans cette connaissance, elle est obligée d'agir, sans pouvoir se rendre compte ni de la nature du remède, ni des doses auxquelles elle doit l'employer. Aussi, l'Académie royale de médecine possède dans son sein une commission permanente des eaux minérales, et le gouvernement, depuis quelques années, apporte à l'étude et à la conservation des sources minérales, une sollicitude toute particulière qu'il a signalée par la présentation d'une loi spéciale, par la nomination de chimistes chargés des analyses, de médecins directeurs, de conservateurs des sources, enfin par des allocations de fonds pour construction d'établissements, de monuments, de bassins et même de routes.

Les eaux minérales ferrugineuses ont acquis, dans ces derniers temps, une importance qui s'explique facilement. L'étude si approfondie à laquelle se livrent quelques médecins et des chimistes, des éléments constitutifs du sang à l'état de santé et à l'état de maladie, leur a révélé le rôle capital que le fer remplit dans ce fluide vivant ; rôle dont l'ancienne médecine avait connu les effets thérapeutiques, sans pouvoir en expliquer la cause. Aujourd'hui, grâce à la science, nous savons pourquoi les plus légères variations dans la quantité de ce principe essentiel au sang, apportent des perturbations dans les fonctions organiques et dans la santé. Aussi, en présence de ce besoin des ferrugineux, la médecine, la pharmacie, la chimie, se sont appliquées à offrir le fer sous toutes les formes, aux personnes dont l'organisation ou l'état de santé le réclament.

De toutes ces préparations, la plus naturelle, la plus assimilable, la plus agréable, n'est-elle pas celle que nous offre la nature elle-même dans ces sources qu'elle fait jaillir du sein de la terre, et qu'elle nous présente sous la forme d'une eau claire, fraîche, limpide dans une saison où ces qualités sont si appréciées.

Mais aujourd'hui, depuis les savantes investigations de M. le docteur Dupasquier, professeur de chimie à l'Ecole de médecine de Lyon, depuis les belles recherches de M. Boussingault, membre de l'Institut, ce n'est plus le fer seulement qui constitue cette médication si puissante des eaux ferrugineuses. L'action des bi-carbonates de chaux et de magnésie qui se trouvent presque toujours unis au bi-carbonate de fer, a été mieux étudiée, mieux expliquée. On a vu qu'ils agissaient non-seulement sur l'estomac, comme le bi-carbonate de soude, dont la puissance digestive est si bien connue, mais encore que, comme lui, ils n'étaient pas immédiatement éliminés de l'organisme; qu'ils allaient porter aux os, leurs éléments, et leur présenter dans un état de division extrême, la chaux et la magnésie, dont ils ont besoin pour se constituer et réparer les pertes qu'ils font chaque jour.

Voici comment M. le docteur A. Dupasquier s'exprime à ce sujet : (*Des eaux de source et des eaux de rivière, comparées sous le double rapport hygiénique et industriel.*) « Jusqu'à présent l'action du carbonate de » chaux dans les eaux potables, a été confondue avec » celle des autres sels calcaires. C'est une erreur qu'il » importe de détruire. Le carbonate de chaux, en » effet, à moins qu'il n'existe en trop forte propor- » tion, doit être considéré comme un principe utile, » et je dirai même, nécessaire dans les eaux. Les effets » thérapeutiques de ce sel, effets bien connus des mé- » decins, expliquent d'ailleurs l'utilité de sa présence » dans les eaux potables.

» Le carbonate de chaux est insoluble ou du moins » à peu près insoluble dans l'eau pure; mais il peut » cependant y être tenu en solution par un excès d'a- » cide carboniqne. C'est le cas des eaux potables qui » en contiennent. En absorbant une plus grande quan- » tité d'acide pour se dissoudre, il passe à l'état de bi- » carbonate, et agit alors sur l'estomac à la manière du » bi-carbonate de potasse et du bi-carbonate de soude, » base des tablettes de Vichy, qui sont placées au pre- » mier rang parmi les substances propres à exciter l'ac- » tion digestive de l'estomac; (les médecins emploient » souvent le carbonate de chaux, *yeux d'écrevisses*, dans » les embarras gastriques, les aigreurs des premières

» voies, pour saturer les acides de l'estomac). Il opère » de même que les bi-carbonates alcalins en saturant les » acides de l'estomac, et en stimulant la membrane » muqueuse, par l'acide carbonique qu'il laisse dégager » en se décomposant. Rien n'est donc plus certain et » plus évident que l'action de ce sel, dans l'acte de la » digestion. »

Il n'y a pas de doute que tout ceci s'applique également bien au bi-carbonate de magnésie.

Le département de Maine et Loire possède plusieurs sources ferrugineuses; mais la plus fréquentée d'entre elles, celle que les médecins prescrivent à cause de ses propriétés et effets bien constatés, c'est la source de *Joannette*, près *Martigné-Briant*. Ici, en effet, le fer à l'état de protoxide, combiné à l'acide carbonique, est éminemment assimilable, et se trouve en la même proportion que dans les eaux minérales ferrugineuses le plus en renom. De plus, les bi-carbonates de chaux et de magnésie, en proportion très notable, viennent joindre leur action à la sienne. Cette réunion de sels est bien mieux appréciée aujourd'hui qu'on en connaît mieux l'effet; aussi les sources minérales où le fer est à l'état de sulfate de fer, sont-elles abandonnées, parce que, en effet, il est toujours accompagné de sulfates de chaux et de magnésie, non assimilables, qui donnent à l'eau une crudité et des qualités séléniteuses qui la font rejeter.

Ce n'est pas seulement de notre département que les malades affluent à Martigné-Briant, dans la saison des eaux, mais encore la Loire inférieure, Indre et Loire, la Mayenne, les Deux-Sèvres, la Vienne, la

Vendée, etc., sont tributaires de cette source d'eau minérale.

Au commencement du dernier siècle, les fontaines de *Joannette* (*Martigné*) réunissaient déjà un assez grand nombre de malades, dans la saison des eaux. M. Linacier, médecin distingué de Chinon, un peu plus tard, fut chargé par le gouvernement d'en faire l'analyse. En 1774, M. le docteur Raulin, inspecteur général des eaux minérales de France, a répété cette analyse.

Toutefois, leurs travaux, très remarquables pour l'époque, ne sont plus à la hauteur des connaissances actuelles. On ne savait pas alors recueillir les gaz et les étudier, ni tenir compte des décompositions qui ont lieu pendant l'évaporation. La nature des sels obtenus par l'évaporation de l'eau ne pouvait pas être bien déterminée.

Depuis cette époque, il n'a pas été publié d'analyse quantitative des eaux minérales de Martigné. On sait seulement que ce sont des sources ferrugineuses froides, dont les vertus attirent chaque année un grand nombre de malades, qui viennent y trouver le rétablissement de leur santé. Mais la quantité de fer, d'acide carbonique, de sels de chaux, de magnésie, de soude, n'est point connue. MM. Wolsky, ingénieur commissionné du gouvernement (*Mémoires du congrès scientifique de* 1843); Cacarrié, ingénieur des mines (*Description géologique du département de Maine et Loire*), les ont signalées, et ont constaté, au moyen des réactifs, leurs qualités essentielles.

MM. Cadot et Godfroi entreprirent de concert cette analyse en 1825; mais la difficulté de fréquents voyages à la source, à cause du mauvais état des routes à cette époque, et d'autres difficultés accidentelles, les firent renoncer à leur entreprise. Toutefois, dans une communication faite à la société de médecine d'Angers, à cette époque, ils signalèrent les premiers, l'erreur commise par leurs devanciers, qui attribuaient à la quatrième source (source de l'est, près la salle des bains) des propriétés thermales et sulfureuses. Ils expliquèrent, instruits par les communications verbales de leur savant compatriote, le chimiste Proust, comment les sulfates étaient décomposés sous l'influence d'une matière organique, et donnaient de l'acide sulfhydrique et des sulfhydrates, dont l'odeur se manifeste, surtout lors des temps orageux. Ils indiquèrent comment l'eau de cette fontaine, échauffée pendant tout le jour par les rayons du soleil et le contact de l'atmosphère, marquait quelques degrés de plus au thermomètre, que les trois autres sources.

Depuis quelques années, de belles routes ont été ouvertes dans la contrée de Martigné, qui permettent de se transporter facilement sur les lieux, dans toutes les saisons de l'année. La science a en outre, indiqué des moyens plus précis d'analyse. MM. les médecins des contrées environnantes et des départements circonvoisins, ont toujours réclamé pour cette source minérale, une analyse quantitative, en harmonie avec les progrès actuels de la chimie, afin d'être fixés sur la quantité des principes minéralisateurs, et sur les doses auxquelles

*

il convient de prescrire ces eaux. Vous avez compris, M. lepréfet, l'importance de cette réclamation, et vous m'avez chargé de faire cette analyse, dont je viens aujourd'hui vous apporter le résultat.

Cette analyse a été commencéeau mois d'août 1844. Je me suis rendu plusieurs fois avec le préparateur des cours de chimie de l'école de médecine, pour faire les observations thermométriques, à différentes époques, faire les expériences sur les gaz, visiter les sources dans différentes circonstances, examiner les dépôts qu'elles font. J'ai, à chaque fois, puisé de l'eau moi-même, et les travaux du laboratoire étaient immédiatement faits avant qu'elle eût subi aucune altération.

Les sources minérales ferrugineuses de *Joannette*, (Martigné-Briand), sont situées dans un vallon, tout près de Martigné et de Chavagnes-les-Eaux, à moins d'un kilomètre de la route de Brissac à Martigné. Le terrain d'où elles sourdent, d'après les travaux de M. Wolsky, de MM. les ingénieurs des mines, et la carte géologique de M. l'ingénieur Cacarrié, est un terrain calcaire de transition, environné de bandes anthraxifères.

L'établissement se compose de trois sources vers le sud ; en face, une grande salle de réunion pour les buveurs ; près de cette salle, une autre source ferrugineuse à côté de la salle des bains, pour lesquels elle est surtout destinée ; puis un pavillon de consultation pour le médecin des eaux, et devant ces diverses constructions et les fontaines, un bosquet spacieux, ombragé par de belles plantations, pour la promenade.

Trois sources coulent de différents points, peu distants les uns des autres, et leurs bassins se touchent. Les eaux se déversent par trois robinets qui peuvent fournir ensemble 6 mètres cubes d'eau par 24 heures. L'eau qui coule des trois robinets a le même aspect. Elle est claire, vive, limpide, fraîche, inodore; elle imprime au goût une sensation de stypticité et d'astriction bien marquées. Exposée au contact de l'air, elle se couvre d'une pellicule irisée, se trouble, laisse précipiter de l'oxide de fer, des carbonates de chaux et de magnésie, sous forme de dépôt floconneux jaune rougeâtre, et devient ensuite transparente et presque insipide.

La température des trois sources a été constamment de 13 degrés centigrades, celle de l'atmosphère ayant varié pendant nos visites de 14 degrés à 30. Si l'on remplit parfaitement de cette eau une grande éprouvette, et qu'on l'expose, après avoir renversé l'orifice en bas, dans une capsule pleine d'eau aussi, pendant trois heures au soleil, on voit des bulles se former en assez grand nombre sur les parois de l'éprouvette, mais il ne se dégage pas de gaz qui vienne occuper la partie supérieure. Chauffée dans un ballon parfaitement rempli et disposé de manière à recueillir les gaz, ce n'est que vers le point d'ébullition que le gaz se dégage: l'eau se trouble et prend un aspect jaunâtre.

L'eau des trois robinets se comporte identiquement de la même manière avec les réactifs; il est impossible de saisir des différences entre elles.

Teinture de tournesol.......	Rougit.
Sirop de violettes...........	Verdit au bout de quelque temps.
Chlorure de baryum........	Précipité abondant, soluble en partie dans l'acide azotique.
Oxalate d'ammoniaque......	Précipité blanc abondant.
Noix de galles en poudre....	Couleur pourpre foncé, passant au violet.
Azotate d'argent...........	Précipité très abondant, immédiatement violâtre, non entièrement soluble dans l'ammoniaque.
Ferro-cyanure de potassium..	Coloration verte, passant au bleu.
Sulfhydrate d'ammoniaque...	Coloration en vert brun foncé.
Ammoniaque..............	Précipité blanc ochracé.
Acide sulfurique...........	Détermine quelques bulles de gaz.

L'impossibilité de transporter cette eau jusqu'à Angers sans qu'elle soit décomposée, nous a forcé de faire aux sources, et à des époques différentes, l'analyse des gaz qu'elle contient. La quantité de gaz obtenue a varié dans les différentes sources, et à différentes fois, entre 55 centimètres cubes, et 42 pour un litre d'eau.

Les gaz ainsi recueillis ne sont que de l'acide carbonique et de l'azote, sans oxigène; ils sont ainsi établis pour un litre :

	Maximum.	*Minimum.*
Acide carbonique.	36 centimètres cubes.	28 centimètres cubes.
Azote	19	14

La moyenne de dix expériences est de 48 centimètres cubes de gaz par litre. Ce gaz est formé, 32 parties d'acide carbonique, et 16 parties d'azote.

L'analyse des matières fixes que contient l'eau fournie par chaque robinet, a été faite trois fois, à des époques différentes. A chaque fois, nous avons fait évaporer 20 litres d'eau, afin d'avoir assez de produit pour nous mettre à l'abri de toute erreur. Les résultats consignés ici sont donc la moyenne des trois analyses.

	Eau : 1 litre.	Eau : 1 litre.	Eau : 1 litre.
Acide carbonique..........	32 cent. cub.	32 cent. cub.	32 cent. cub.
Azote....................	16	16	16
	Gram.	Gram.	Gram.
Carbonate de protoxide de fer.	0,0397	0,0453	0,0351
de chaux........	0,0896	0,0940	0,0878
de magnésie.....	0,0137	0,0140	0,0145
Sulfate de soude...........	0,2395	0,2260	0,2195
Chlorure de sodium........	0,1390	0,1420	0,1378
de calcium.......	0,0135	0,0137	0,0148
de magnesium.....	0,0158	0,0166	0,0164
Silice....................	0,0100	0,0120	0,0100
Matière végétale...........	0,0100	0,0100	0,0100
Manganèse / Bitume }	traces	traces	traces
	0,5708	0,5736	0,5459

Outre les trois analyses pour chaque source dont nous avons extrait la moyenne ci-dessus, nous avons un grand nombre de fois fait des analyses partielles, où nous ne tenions à constater que la quantité de fer, celle des carbonates de chaux et de magnésie, et de sulfate de soude.

Nous avons, de plus, examiné souvent au microscope et l'eau et les dépôts qu'elle forme; nous y avons toujours rencontré une petite conferve dont nous tâcherons de définir, plus tard, le rôle.

La fontaine n° 4, située près des bains, a longtemps été signalée comme thermale et sulfureuse. Des observations mieux faites ont détruit cette erreur. Le thermomètre qu'on y plonge accuse bien, en effet, une température de 4 à 5 degrés plus élevée que dans les sources du Sud; mais cette élévation de température est due à l'action de l'air et au soleil avec lesquels elle est en contact. Quant aux principes sulfureux qui s'y rencontrent parfois, ils sont le résultat de la décomposition du sulfate de soude, qui, se trouvant accidentellement en présence d'un peu de matière végéto-animale et des sels calcaires, forme, dans certaines circonstances, des sulfhydrates dont la quantité augmente sons l'influence d'une température élevée et d'un temps orageux.

Un bassin d'un mètre de diamètre et d'un mètre et demi de profondeur, contient cette eau, qui peut s'échapper par un trop plein et se rendre immédiatement dans les réservoirs pour les bains. L'eau qui est dans ce bassin est nuble, colorée en jaune-fauve, recouverte d'une pellicule irisée; sa saveur est fade, non ferrugineuse, d'autres fois donnant un peu d'odeur d'hydrogène sulfuré.

Une pièce d'argent, suspendue pendant quelque temps, en été, au milieu du bassin, a été recouverte d'une couche noire que les réactifs signalent comme du sulfate d'argent. Néanmoins les sels de plomb ne donnent pas le plus souvent de précipité noir avec cette eau.

Un dépôt abondant, ochreux, est attaché aux parois du bassin, dont le fond contient une certaine quantité de boue ochreuse, brune, qui donne du gaz sulfhydrique par l'acide sulfurique. Deux petites sources sortent du fond de ce bassin; elles se mêlent immédiatement entr'elles et à l'eau qui reste toujours dans les excavations du fond, et qu'il serait très difficile de vider complétement.

Nous avons donc dû agir sur l'eau de cette fontaine telle qu'elle est employée ordinairement.

Voici les résultats qu'ont donnés les réactifs :

Teinture de tournesol.......	Sans action.
Sirop de violettes...........	Verdit au bout de quelque temps.
Chlorure de baryum........	Précipité blanc, abondant.
Oxalate d'ammoniaque......	Précipité abondant.
Azotate d'argent...........	Précipité abondant, soluble en grande partie dans l'ammoniaque.
Alcoolé de noix de galles....	Action à peine sensible.
Ferro-cyanure de potassium..	Sans action.
Sulfhydrate d'ammoniaque..	Teinte opaline.
Poudre de noix de galles....	Quelques stries rougeâtres.

L'évaporation de 20 litres d'eau nous a donné un résidu de 7 grammes 56 centig. L'analyse de ces matières fixes présente, pour un litre d'eau :

	Eau : 1 litre.
Carbonate de fer et sesquioxide en suspension...........	0,022
de chaux / de magnésie	0,028
Sulfate de soude....................................	0,169
Chlorure de sodium.................................	0,126
de calcium / de magnesium	0,032
Sulfhydrate de soude (quelquefois) / Matière végéto-animale	traces
	0,377

Les essais que nous avons faits à Joannette même sur l'eau recueillie aussi pure que possible, nous ont convaincu que l'eau des petites sources a beaucoup d'analogie, sinon une identité parfaite, avec les trois sources du sud.

CONCLUSIONS.

Il résulte de cette analyse :

1° Que les sources de Joannette (Martigné-Briant) doivent être rangées parmi les sources d'eau minérale-ferrugineuse froide ;

2° Que le fer qu'elles contiennent est à l'état de proto-carbonate, dont la quantité moyenne est de 0g 041m par litre, mais s'élève souvent, dans la saison chaude et sèche, à 0g 071m ;

3° Que pour la quantité de fer qu'elles contiennent, elles peuvent être comparées aux eaux ferrugineuses le plus en réputation et les plus fréquentées, savoir : Forges, 0g 048m ; Wals, 0g 015m ; Spa (Belgique), 0g 048m ; Pyrmond en Westphalie, Egra (Bohème), 0g 017m ; Marienbad, etc., etc. (*Manuel des eaux minérales du docteur Patissier et de M. Boutron-Charlard*) ;

4° Que les bi-carbonates de chaux et de magnésie qui s'y trouvent doivent être considérés, d'après les travaux récents de MM. Boussingault, membre de l'Institut, et A. Dupasquier, professeur de chimie à l'école de médecine de Lyon, comme des éléments actifs de leur puissance médicatrice ;

5° Que ces eaux pourront être transportées et conservées, lorsqu'elles auront été chargées à la source d'un volume d'acide carbonique.

C'est, du reste, ce que l'expérience nous a appris depuis dix ans. Mais cette préparation doit avoir lieu à la source même ; sans cela l'eau a déjà commencé à se décomposer lorsqu'elle arrive à Angers, surtout à l'époque où elle contient le plus de fer, quelque soin qu'on ait pris d'ailleurs pour la puiser et la transporter.

MM. les médecins des contrées environnantes pourront ainsi les ordonner, et remplacer très bien l'eau de Spa et autres qui reviennent à des prix bien plus élevés. Les malades, qui ne peuvent rester un long temps à la source, continueraient le traitement de retour chez eux ; le médecin des eaux tirerait lui-même, sur les lieux, des ressources nouvelles des eaux rendues acidules.

M. Peltier fils, pharmacien à Doué, a indiqué un moyen très simple de conserver l'eau de Joannette (Martigné) pendant quelques jours, sans qu'elle laisse précipiter le fer. Ce moyen consiste à mettre 8 grammes de sucre pur au fond de la bouteille, qu'on remplit ensuite exactement, et qui est bouchée avec soin. La théorie rend très bien compte de cette expérience. En effet, cette eau ne contient pas d'oxigène ; l'absence de cet élément indispensable de la fermentation empêche qu'elle ne s'établisse, et dans le cas où il y aurait un commencement de fermentation, il y aurait formation d'acide carbonique qui tiendrait le carbonate de protoxide de fer en solution. Il pourrait encore se former un saccharate de fer et un *saccharate* de *chaux*, dont M. Cottereau fils a annoncé le pouvoir conservateur à l'Académie des sciences (année 1846).

La matière végétale, que nous avons signalée dans cette analyse, a attiré notre attention. Sa quantité variait d'une manière très notable, et il nous a semblé que la quantité d'acide carbonique variait comme elle. Quand on l'examine au microscope, on reconnaît que cette matière végétale est une petite *conferve* que l'on peut obtenir en assez grande quantité sur un filtre. Du reste, sa présence ici explique fort bien la formation de l'acide carbonique que l'on rencontre toujours en bien plus grande quantité dans les sources, au moment où elles jaillissent, que dans les eaux qui coulent à la surface de la terre. C'est une déduction qui découle naturellement des travaux de M. A. Morren, doyen et professeur de la faculté des sciences de Rennes. Des observations et des expériences qu'il a présentées à l'académie des sciences, il résulte qu'au sein des eaux qui contiennent des végétaux et des animalcules, il se forme, pendant la nuit ou à l'abri de la lumière, de l'acide carbonique qu'elles dissolvent; mais, sous l'influence solaire et d'une température élevée, cet acide carbonique est décomposé; il est remplacé par de l'oxigène dont il a vu la proportion s'élever quelquefois jusqu'à 61 p. % dans l'air extrait de l'eau. (*Recherches sur les gaz que l'eau de mer peut dissoudre sous l'influence variable de la lumière* (1844).

Ces expériences, faites par M. Morren, nous expliquent très bien comment des plantes particulières, encore peu étudiées, garnissent les canaux souterrains, coulent avec l'eau, y végètent et forment de l'acide carbonique. Mais à peine arrivées à la lumière, ces plantes décomposent l'acide carbonique : de là, de l'oxigène dégagé et immédiatement absorbé par le protoxide de fer, qui se précipite à l'état de sesqui-oxide. C'est ce qui nous est arrivé à la fontaine même de Joannette, par un ciel pur. Si l'on met de l'eau dans une éprouvette renversée dans une capsule, il n'y a point de dégagement de gaz; il ne peut y avoir non plus d'absorption de l'oxigène de l'air. Cependant il se forme un précipité de sesqui-oxide de fer, entraînant des carbonates de chaux et de magnésie. On devra peut-être tirer cette conséquence, que c'est à une végétation souterraine, à l'abri de la lumière, que les eaux qui sortent du sein de la terre, doivent la plus ou moins grande quantité d'acide carbonique dont elles sont chargées, et au moyen duquel elles dissolvent ensuite les carbonates de fer, de chaux et de magnésie.

La nature du sol que traversent les eaux de Joannette, nous explique la présence des carbonates de chaux et de magnésie, qui ne sont solubles qu'à l'état de bicarbonates; nous savons en effet que c'est un calcaire de transition. La proximité de bandes carbonifères expliquera encore la petite quantité de matière bitumineuse signalée dans l'analyse.

L'identité des trois sources dont nous avons donné l'analyse en même temps, ne fait pas un doute pour nous; elle doit être constatée pour tout le monde par l'uniformité de température, la parfaite similitude d'action des réactifs, les produits de l'analyse. C'est d'ailleurs une conséquence nécessaire de l'étude du terrain à travers lequel elles coulent. Les trois sources devraient donc être réunies, dans un seul bassin fait avec du silex et de la chaux hydraulique de Doué, dont l'eau s'échapperait par un ou deux robinets en verre. Ainsi confondue en une seule, la composition de l'eau serait la moyenne des trois analyses données ci-dessus :

COMPOSITION DE L'EAU MINÉRALE FERRUGINEUSE DE JOANNETTE (MARTIGNÉ).

Moyenne obtenue de la réunion des analyses des trois sources.

Pour 1 litre d'eau :

Acide carbonique 32 cent. cub. Azote 16 cent. cub.

	Gram.
Carbonate de protoxide de fer	0,0400
de chaux	0,0903
de magnésie	0,0141
Sulfate de soude	0,2283
Chlorure de sodium	0,1396
de calcium	0,0140
de magnesium	0,0163
Silice	0,0100
Matière végétale organisée	0,0100
Bitume	traces
Manganèse	traces
	0,5626

Nous rappellerons que dans la saison chaude et sèche, la proportion de proto-carbonate de fer s'élève quelquefois a 0,071 pour un litre d'eau.

J'espère, M. le Préfet, que cette analyse que vous m'avez demandée, et que les observations relatives à l'amélioration des fontaines que j'y ai jointes, appelleront votre sollicitude sur cet établissement d'eaux minérales, le seul que nous ayons dans notre département; qu'à l'exemple de plusieurs de vos prédécesseurs, vous voudrez bien y apporter quelques-unes des améliorations réclamées par la commune, les médecins et les malades qui, chaque année, viennent s'y établir. Vous rendrez en cela un double service aux malades qui fréquentent la source, et au département que vous administrez.

Agréez, M. le Préfet, etc.

R. GODFROI,

Professeur de chimie et de pharmacie à l'Ecole de Médecine d'Angers.

Ce travail a été présenté (session 1846) au conseil général de Maine et Loire, qui l'a accueilli avec l'empressement et l'intérêt qu'il mérite; il a voté des fonds pour commencer des améliorations à l'établissement d'eaux minérales de Martigné, et l'a fortement recommandé, dans un intérêt public, à la sollicitude active de M. le Préfet, et, par son entremise, à la protection de M. le ministre du commerce et de l'agriculture. La commune du Martigné a pris également part, dans la limite de ses ressources, aux réparations les plus nécessaires.

La Société de Médecine d'Angers, après avoir entendu dans sa séance de décembre 1846, la lecture de ce mémoire, a témoigné le puissant intérêt thérapeutique qui s'y attache, en décidant que le travail en entier serait publié sous son patronage. Elle a nommé dans son sein une commission pour examiner les propriétés médicales des eaux minérales de Martigné.

Cette commission a fait le rapport suivant :

L'analyse chimique est venue confirmer les propriétés de l'eau minérale de Martigné, dont la médecine connaissait depuis longtemps les effets thérapeutiques :

ces propriétés sont celles des sources ferrugineuses carbonatées qui sont aujourd'hui le plus en renom. Cela résulte de l'exacte et savante analyse faite par M. Godfroi, aussi bien que des effets curatifs, qui tous les ans sont constatés aux fontaines de Joannette, et qui seuls ont fait sa réputation.

Ce serait peut être ici le lieu de citer quelques-unes des nombreuses guérisons qu'on est dans l'habitude d'y observer; mais ces observations qu'on continuera de recueillir, seront publiées plus tard, dans l'intérêt de la médecine. Nous nous bornerons à énumérer les cas de maladie où l'expérience acquise a démontré l'avantage de l'eau de Martigné.

Cette eau minérale a une action extrêmement efficace dans toutes les maladies où *l'anémie* est le symptôme dominant. Son efficacité a surtout été constatée dans les affections chlorotiques des femmes, les aménorrhées, les leucorrhées, les engorgements de l'utérus par atonie, les gastralgies, la gastrite chronique, et en général dans les cas si nombreux où il y a appauvrissement du sang. Les engorgements chroniques des viscères, et particulièrement ceux de la rate et du foie à la suite de fièvres intermittentes, ont presque toujours trouvé à la source de Martigné une médication utile et la guérison. Cette médication a eu le même succès dans les cas de convalescence longue et difficile, quand il y a faiblesse et bouffissure du tissu cellulaire, et contre les fièvres intermittentes rebelles.

L'eau de Martigné convient encore très bien aux enfants à teint pâle et étiolé, menacés ou atteints de mésentérite scrofuleuse, dont le développement osseux est en retard, et présente des traces de rachitisme. L'effet heureux de l'eau de Martigné, dans les cas de faiblesse du tissu osseux, est due à l'action tonique et vivifiante du fer qu'elle contient, et peut-être aussi à la proportion notable des carbonates de chaux et de magnésie, sels qui introduits dans l'économie animale, suivant les théories ingénieuses de M. le docteur A. Dupasquier, professeur de chimie à l'école de médecine de Lyon, et de MM. Boussingault, Chevreul et Dumas, membres de l'Institut, seraient assimilés, et modifieraient puissamment la nutrition du tissu osseux, en concourant à sa solidification. La chimie seule pourra éclairer ce phénomène intime de la nutrition, comme elle a éclairé l'action du fer sur le sang.

L'eau minérale de Martigné se prend en boisson; les buveurs commencent par deux et vont jusqu'à sept et huit verres dans la matinée. Elle passe très bien, n'est point pesante à l'estomac, comme les eaux sulfatées, qu'on a délaissées aujourd'hui avec raison. L'extrême facilité avec laquelle cette eau dépose le protoxide de fer, fait que ce principe se combine immédiatement avec les acides de l'estomac, et passe rapidement dans le sang. Aussi les effets de cette eau se font-ils peu attendre.

L'eau de Martigné se prend aussi en bains : l'eau étant chauffée, dépose promptement un sédiment ocracé qui forme une couche légère, au bout de quelque temps, sur les parois de la baignoire, sur le linge et sur tout le corps soumis à l'immersion; il se produit à la peau une impression styptique très bien sentie : cette impression est si forte et si tonique que le malade, loin d'être affaibli par le bain, se trouve ordinairement plus fort en sortant de l'eau. C'est là l'effet salutaire de la médication par les bains de Martigné; c'est à leur action tonique et astringente, qui s'exerce à la fois, sur toute la surface du corps, qu'est due leur puissance résolutive, pour guérir les engorgements articulaires, et autre tumeurs susceptibles de résolution. Ils agissent comme les *boues minérales* dont l'effet est connu en médecine. Ces bains ont encore un effet très salutaire dans certaines maladies de la peau, comme les eczémas chroniques.

La saison des eaux commence vers le 15 juin et va jusqu'au 15 septembre. Il n'y a point de distinction précise de première et de seconde saison. L'usage de l'eau est continué autant que le rétablissement de la santé l'exige. Les malades peuvent de retour chez eux, continuer leur traitement au moyen de l'eau minérale qu'on pourra expédier.

Plus la température est chaude et sèche, et plus les effets physiologiques et thérapeutiques de l'eau se font sentir.

Les Membres de la commission :

LOGERAIS (père), d.-m.; BIGOT, d.-m.; MIRAULT, d.-m.; DUMONT, d.-m.; G. CASTONNET, d.-m., *rapporteur.*

V. LOGERAIS, *secrétaire.*

Le Président de la Société de Médecine, LAROCHE (Édouard), d.-m.

www.ingramcontent.com/pod-product-compliance
Ingram Content Group UK Ltd.
Pitfield, Milton Keynes, MK11 3LW, UK
UKHW020228200726
13856UKWH00004B/1656